疾人精准康复服务行动康复协调员工作手册

看社区故事 学精神障碍康复

中国残疾人联合会 康复部◆编

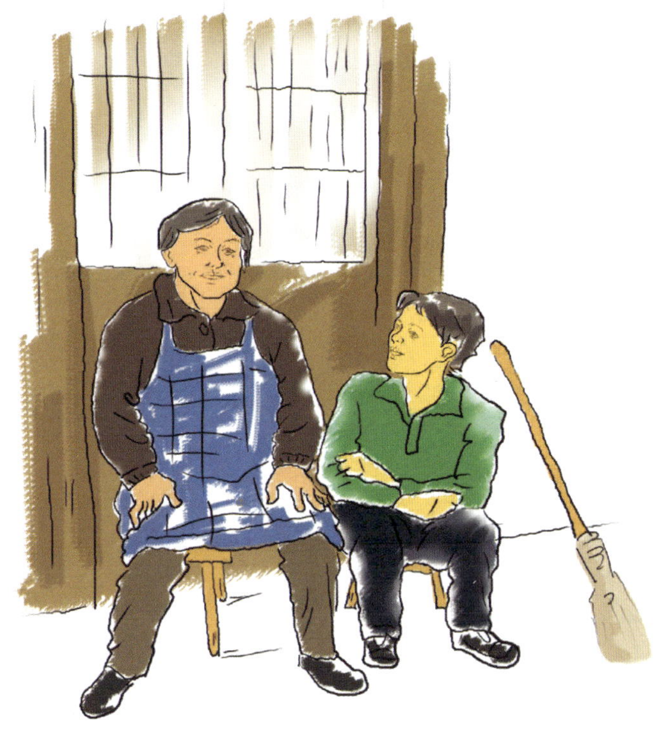

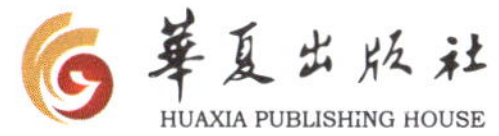

残疾人精准康复服务行动康复协调员工作手册

编辑委员会名单

编　　委

胡向阳　李建军　冯　力　贝维斯　韩纪斌

刘宇赤　郑飞雪

编 写 者（以姓氏笔画为序）

王　维　贝维斯　邓宝仪　李　丹　何　瑶

林　玲　郑飞雪　罗筱媛　罗文波　曹梦安

梁秀贞　魏国荣

鸣　　谢（以姓氏笔画为序）

石孔春　包颖懿　刘红艳　张　栩　张咏诗

况英强　肖少华　陈立吾　林国徽　桂　源

袁方园　黄　恩　常　华

本书作者

曹梦安

我叫陈新，在塘头村当村医快十年了，大伙都管我叫陈大夫。平时村里人有点小伤小病，我基本都能够解决；遇到大病，他们也会到县医院求医。可对于精神疾病，我却真的没有经验。

村里有个小伙子叫王强，30多岁，被诊断为精神分裂症，他的两个姐姐都出嫁了，很少回来。其实他以前好好的，不但读了高中，还参过军。现在家里只有上了年纪的父母看着他，走到哪里都跟着，一不留神他就会跑开，经常跟别人无理取闹。老父亲承担了地里的活计，老母亲包揽了全部家务，还抽空糊点纸盒子给家里添几个零花钱。别说给王强娶老婆了，连上他家串门的人都没啦。这王强离开父母还真是不行，发病的时候，两位老人也难以忍受。他们只要说起此事就老泪纵横，那个伤心啊！发病的时候，两位老人带王强去县里、省里求医问药，钱也花了不少。

我的工作虽然很忙，但是真想帮他家做点实事，他毕竟还有大把日子要过啊。所以，我开始学习精神疾病治疗与康复的知识。

症状表现和问题

王强被诊断为精神分裂症。精神分裂症的症状分为阳性和阴性，王强的表现主要是阳性症状：有妄想、幻觉和行为混乱等。

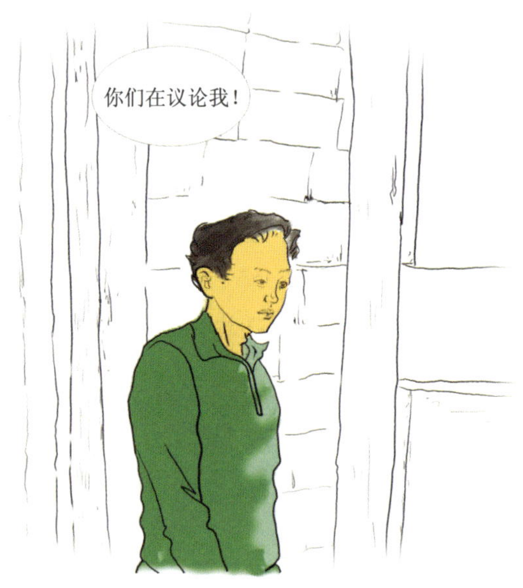

迫害妄想：坚信别人对他不怀好意。
听幻觉：有个男人的声音在辱骂他是个坏人。

精神分裂症阳性症状常见的幻觉有幻听和幻视。王强经历的是幻听，他常听到威胁和控诉他不道德的语声。

王强有时候会出现不可预测的行为混乱，因此引起了村里人的恐惧。他有时候会突然大喊大叫，破口大骂，经常生活不能自理，在大冷天衣着单薄，大热天却层层包裹。

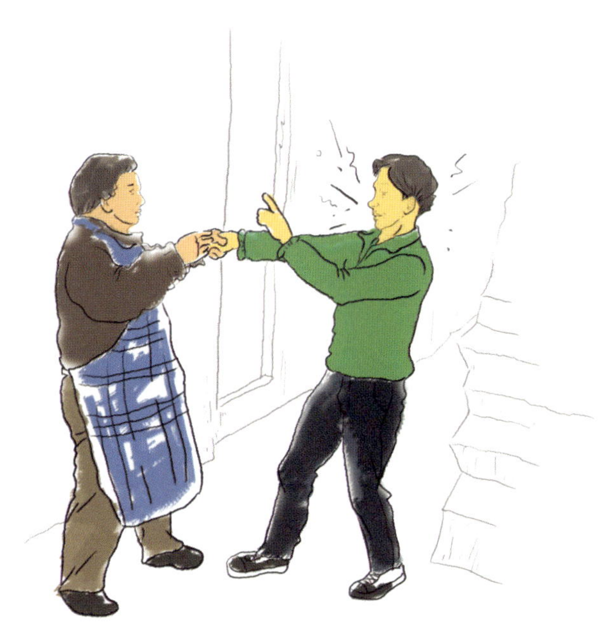

大喊大叫，破口大骂，吓得村民远远躲开。

王强也有一些阴性症状的表现，主要为：情感淡漠，思维贫乏和没有动力。不管发生什么事，他在大多数时间里都面无表情，没有反应。

村里有些人说他是邪气附体，请来巫婆驱鬼，没有立刻考虑寻求科学的治疗方法。

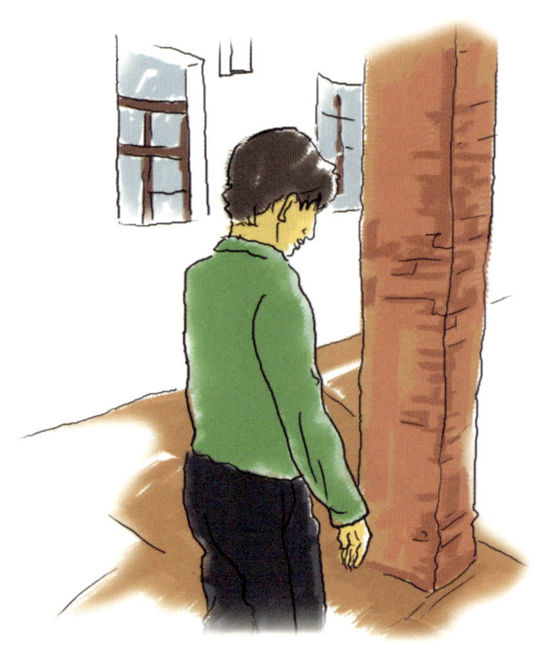

情感淡漠：语气单调，缺乏情绪表达，不接触其他人的目光。

巫婆做了法事，王强的病情却没有任何好转，反而更加严重。为了防止他再出去惹事，家人便把他锁了起来。

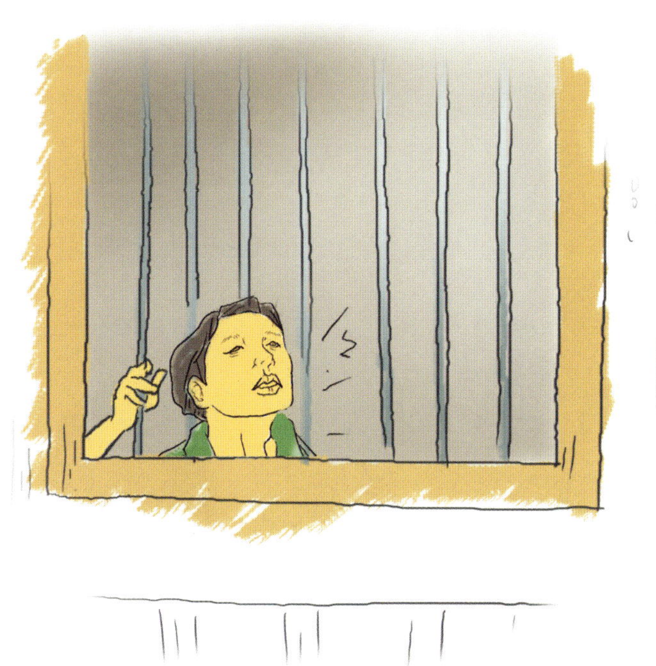

关禁闭不但触犯法律，还使其病情恶化，更难治疗。

家里人因为王强的病，遭到村里人的议论，王强的父母心里很苦，他们担心自己老了以后没有人照顾王强。

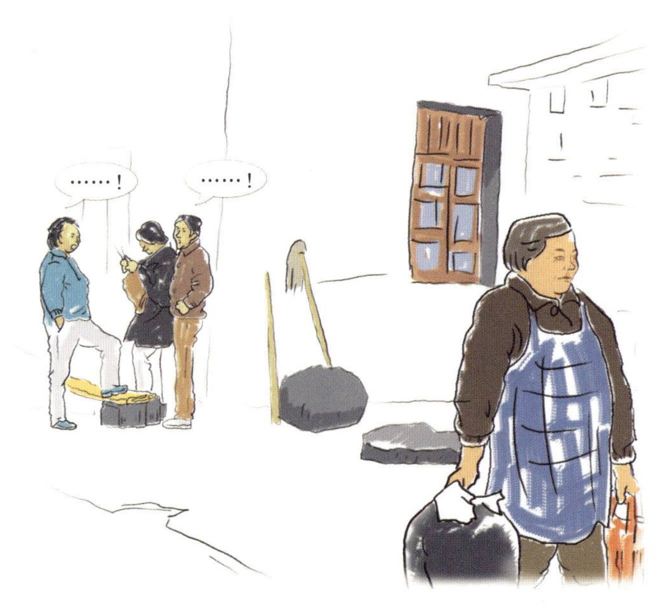

家人承受压力，忍受别人的议论和白眼。

王强的父母很少跟别人来往，村里人也不敢来他家串门，大家害怕王强犯病。在情况好些的时候，王强就在家门口走走坐坐，家里人总是担心出事，所以把他看得很紧。

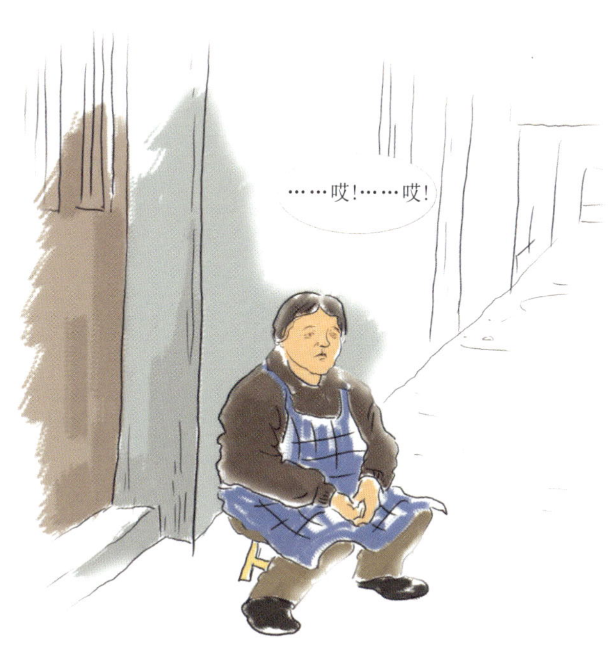

和村里人缺少交流来往，只靠自家人照顾王强。

早些年，家人曾经带王强去医院看过病，还让他吃了一段时间的药，后来病情好转就停药了，停药后病情就又加重了。我告诉他们：“治疗精神类疾病的药物是由县医院免费提供的，只有坚持长期服药，才能控制病情。”

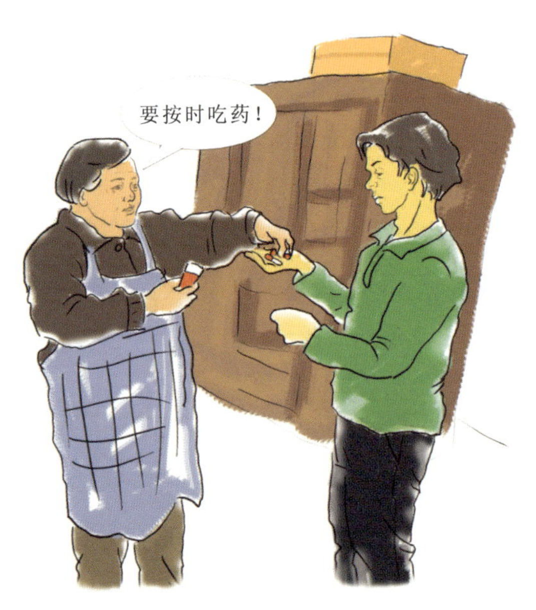

需要长期按照医嘱服药，常规复诊，调整药量。

作为村医的我，决心帮助王强一家人。虽然我的知识水平有限，但是经过多次培训，我对精神疾病有了一些认识。

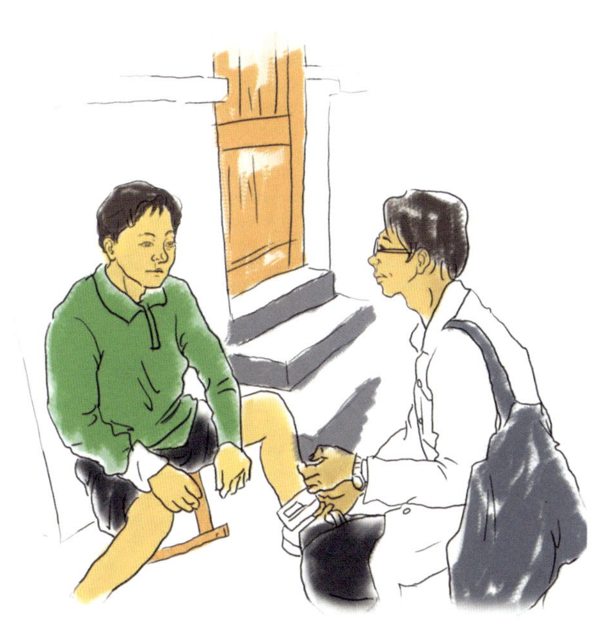

上门家访，了解情况，认识王强和他的家人。

对患者和家人进行教育

经过交谈，王强的家人对这个病有了一定的认识，明白了坚持服药是控制病情的重要手段，他们不再关着王强，开始寻求外援和支持。村里的康复协调员也和我一起帮助他们。我们告诉他的家人："精神分裂症是一种慢性疾病，需要帮助患者长期康复治疗。"

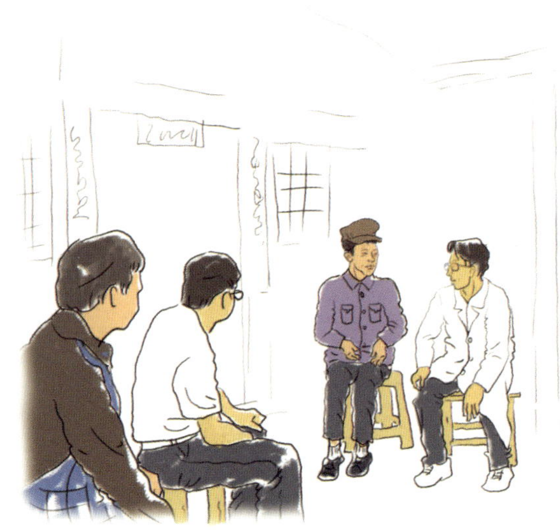

对患者家属进行精神卫生知识教育。

首先让家人接受现实。接受现实并不意味着放弃治疗，康复治疗可以减轻患者对家人的依赖程度。

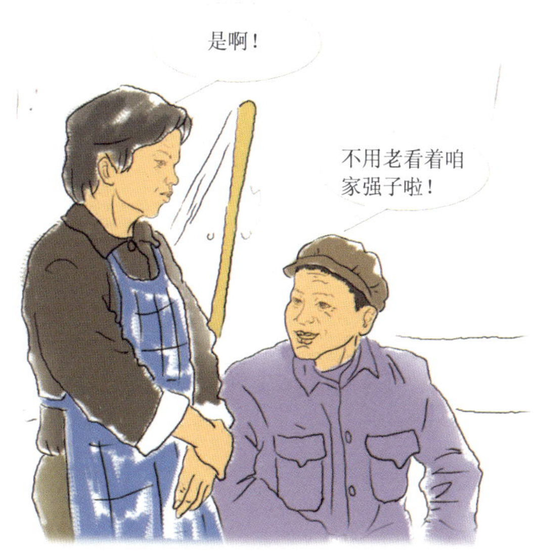

重塑希望，支持患者康复。

既要考虑患者的需要，也要考虑家人的需要，减少家庭冲突。对患者要有客观的期望值，还要积极为患者争取权益，如残疾人津贴、农村居民最低生活保障等。

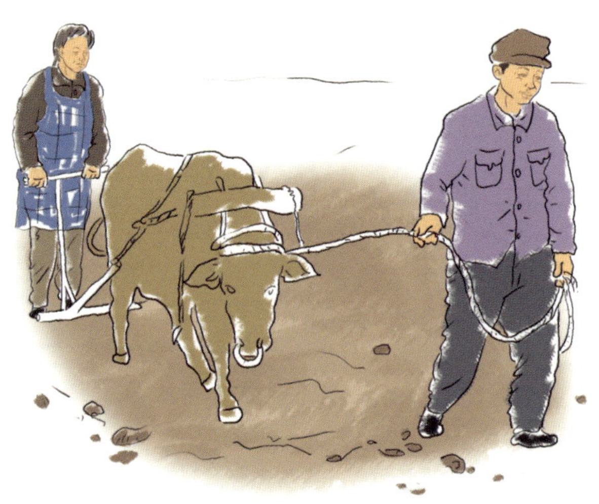

要有正确的期望值。

不能嘲笑患者，但应当多和患者一起谈天说笑。

患者家人要知道求助渠道和联系方式。

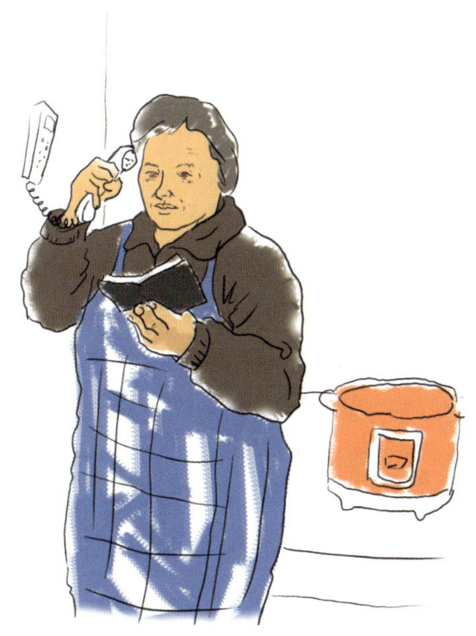

必要时打电话求助。

基本生活技能

王强坚持服药后，病情明显好转，阳性症状如幻觉和妄想得到了一定程度的控制，但生活自理、社交方面的问题却依然没有得到解决，我便从这些方面入手帮他进行康复。

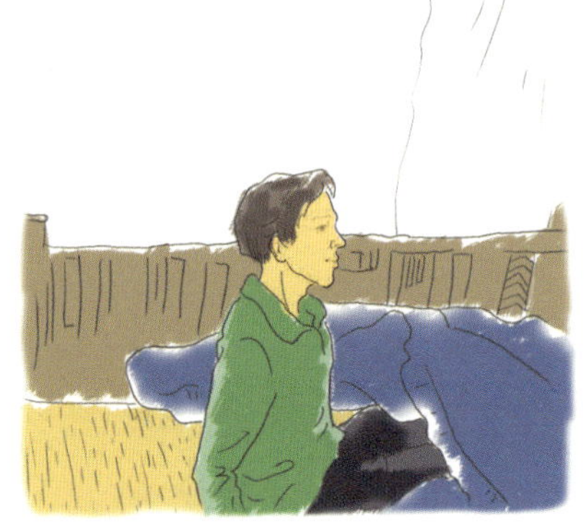

按时起床，重建生活规律。
选择适合季节而且整洁的衣服。

在基本生活技能训练中，王强的家人总是陪伴他一起完成，让他模仿着做这做那。家人也看到了王强的每一点变化。

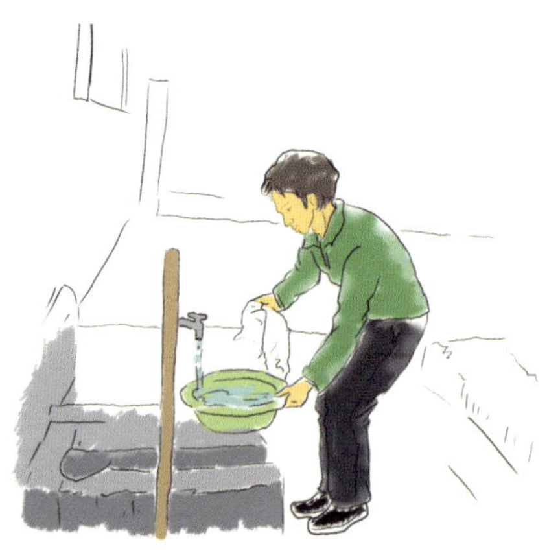

注意个人卫生，养成良好习惯。

家庭社区生活技能

经过全家人的努力，王强基本可以生活自理了，尽管有时还需要家人提醒。渐渐地，一些简单的家务劳动他也可以帮忙做了。

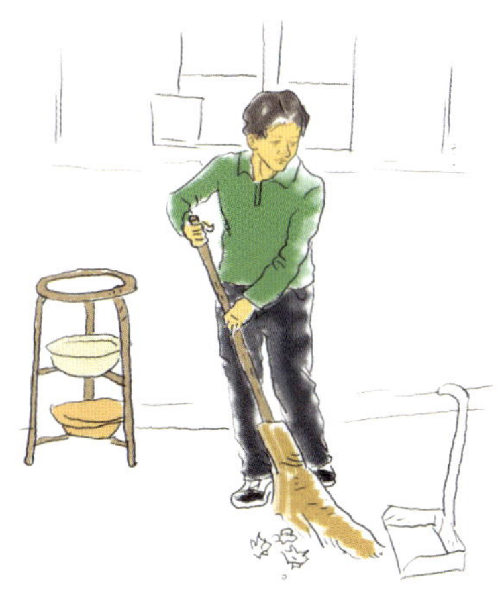

看见地上脏了，知道需要打扫。

王强喜欢看母亲生火烧饭，有几次还想帮忙，我便建议王妈妈让他打打下手，做一些简单的炊事，像淘米蒸饭、择菜洗菜等，这可以培养他的逻辑性思维。

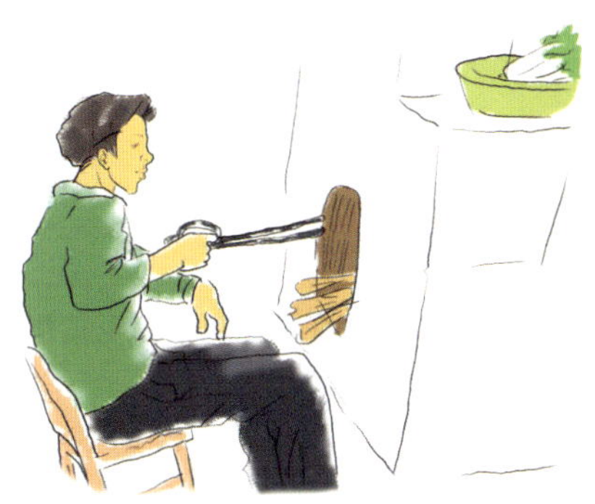

每个步骤都要按顺序完成。

有时候到村里小卖店买东西，家里人也会带上他，让他自己到柜台上买，先从简单的、小额的支付开始，提高他对钱的认识和计算能力，毕竟生活是离不开钱的。

王强不能和别人进行自然交流，也不能正确表达自己的意愿，我便让村里的残疾人和各自的亲属聚在一起，以小组的形式教王强学习基本社交技巧。

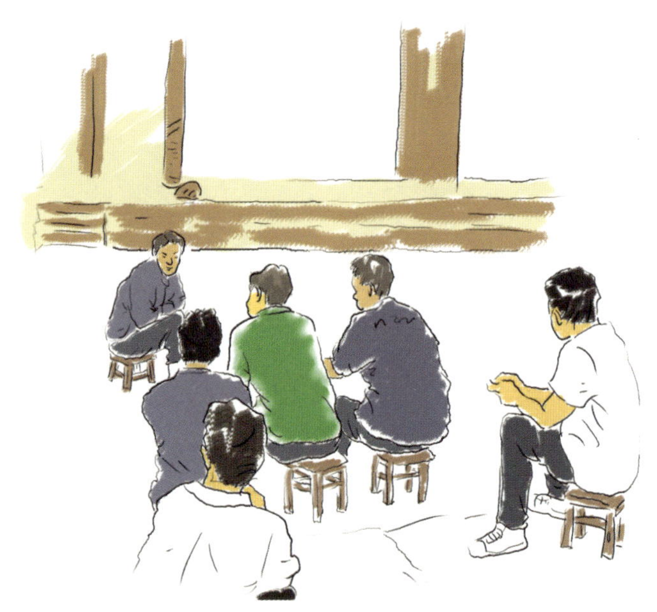

通过小组活动学习社交技巧，示范情景对话。

巩固/引导正确行为

在对王强进行生活技能训练的过程中，我和他的父母采用了巩固正确行为的方法。说白了，就是对正确行为给予奖励，对错误行为给予批评和惩罚，很像教育小孩子的那一套。例如，只要王强能够自觉地起床刷牙洗脸，就能吃到好吃的饭菜。

这一招用在服药上也很管用，如果他自己能按时服药，家人便会带他去集市上走走逛逛。

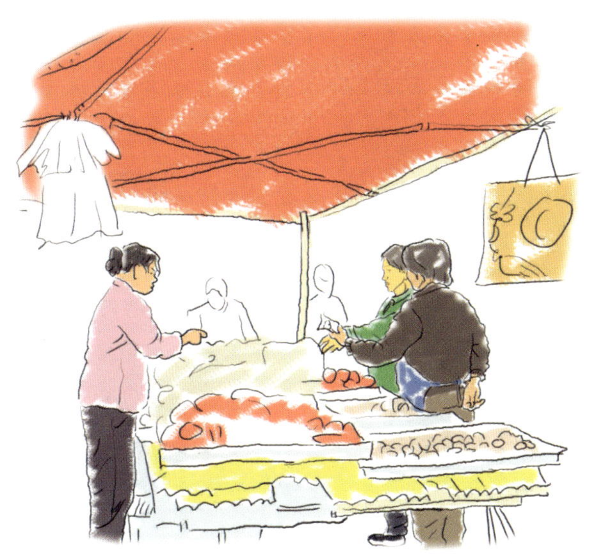

巩固正确行为：自觉服药，能外出逛集市。

我也尽量启发、引导王强去认识自己的不足，确切地说是这个疾病带来的生活功能上的障碍。只有认识到错误，才能够改正错误，避免不恰当的行为。例如，在冬天询问他，只穿一件衣服出门会不会觉得冷？

家人支持

看着王强渐渐地好转，他的家人感到很欣慰。但是，他的父母非常辛苦：要下地干活，要赚零花钱，还要照顾王强，几乎没有时间顾及自己。于是，我便建议王强的父母设法腾出一个人出去走走、串亲访友，两人轮流放松一下紧绷的神经。此外，我还鼓励他们多与村里人交谈、来往。

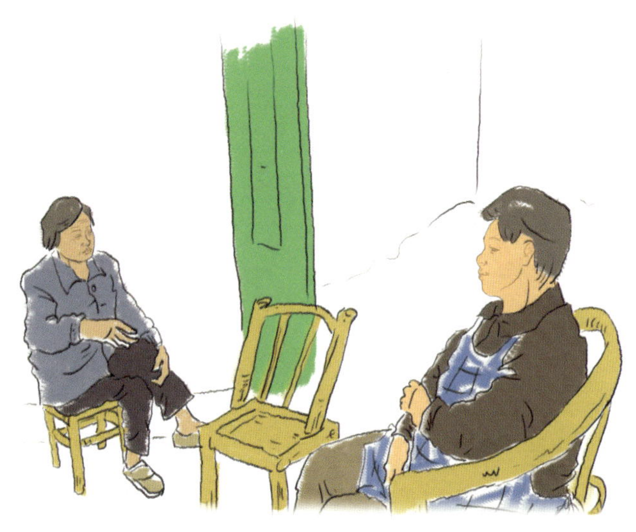

家人轮流照顾患者，保持邻里往来，促进交流理解。

在征得各个残疾人家庭的同意之后，康复协调员协助组成了一个照顾者互助小组，使这些家人可以互相倾诉、互相帮助。因为大家都有照顾残疾人的经历，所以都非常理解彼此的感受。

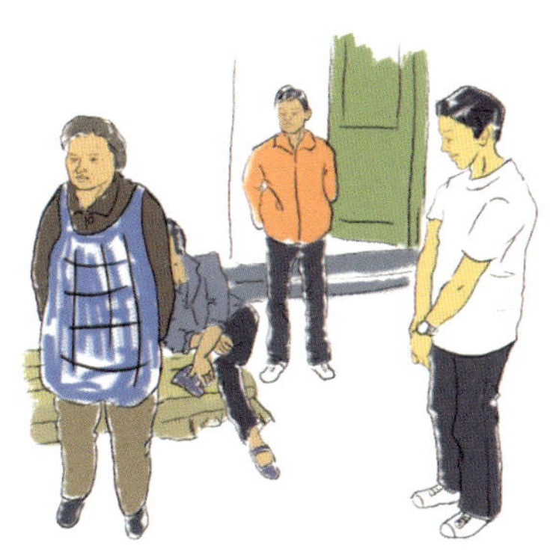

给家属一个窗口，沟通、交流想法和经历。

有时候谁家有事，其他几家的家属都非常愿意帮忙照料。有一次，王强他爸病了，村里的刘嫂便帮忙带着他爸去医院看病，这样王妈妈就可以专心照顾王强了。

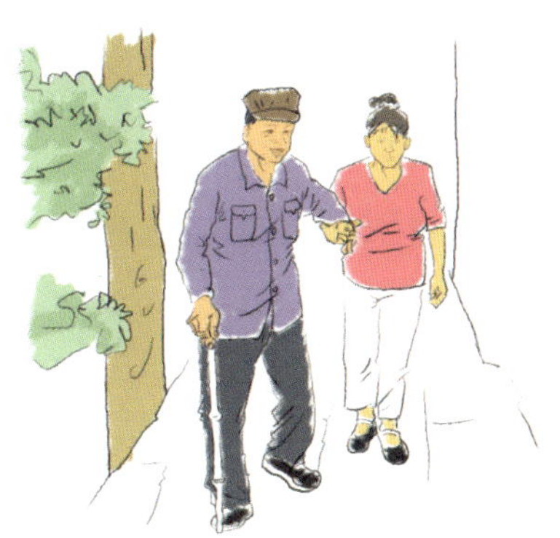

当遇到困难，有人愿意提供帮助。

精神卫生知识宣传

精神疾病的康复不仅仅是患者及家属的事，应该让大家都明白这个病究竟是怎么回事。在农村，对精神疾病患者的误解和歧视还是比较普遍的，我决定和村领导商量组织宣传活动。

他们对我的工作还是很支持的，不但让我使用祠堂前面的空地和村里的广播喇叭进行宣传，还让村委会的小陈帮我准备宣传材料，他可是个大学生村官啊！

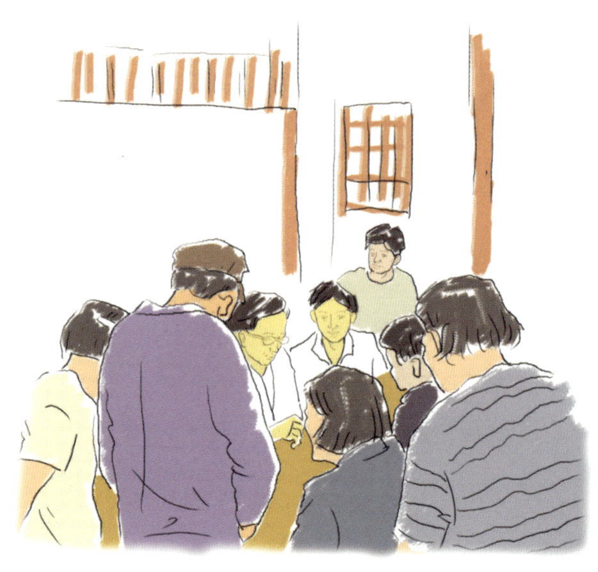

村里开展精神健康的宣传活动。

虽说几次宣传不能一下子消除村民们对精神疾病的偏见和误解，但是我已经看到变化了：有的村民开始主动和王强一家打招呼了。

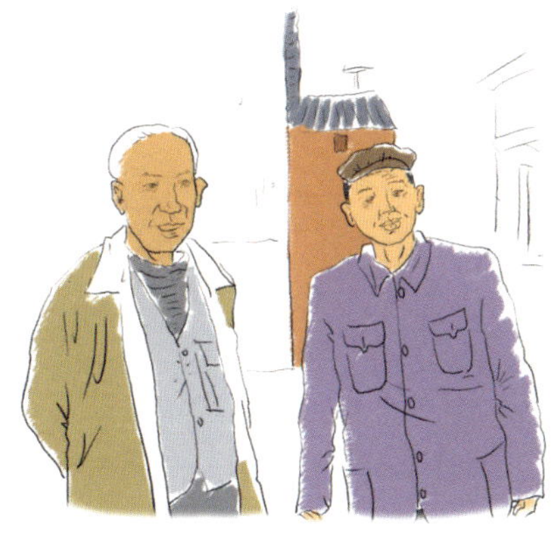

一个招呼，便是一份温暖。

村民们基本上都知根知底，或者是远房亲戚，或者是同宗同族，利用他们之间的闲聊也不失为一种宣传精神健康的方法。

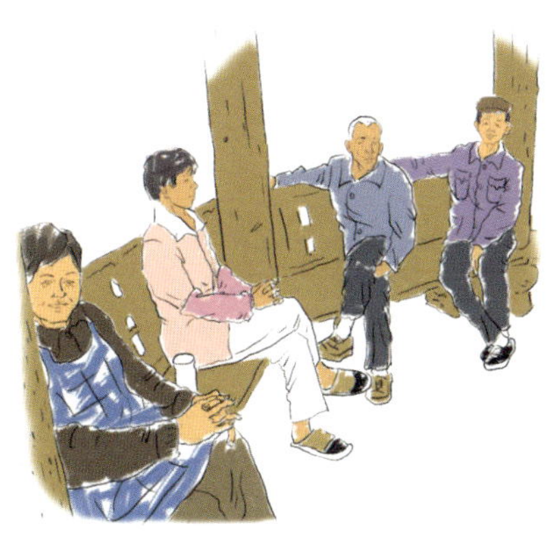

村民相互之间的信息传播也是一种宣传渠道。

沟通技巧

有些村民询问我："如果遇到王强，怎么和他说话比较好？"他们担心自己说的哪句话会让王强发病，像以前那样遭到王强的打骂。我便告诉了他们一些沟通技巧，这些都是我向专业人员讨教来的。

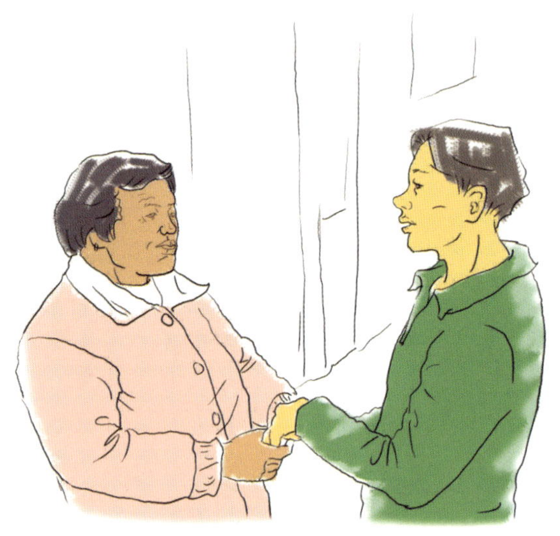

平静、随和，无歧视的态度。

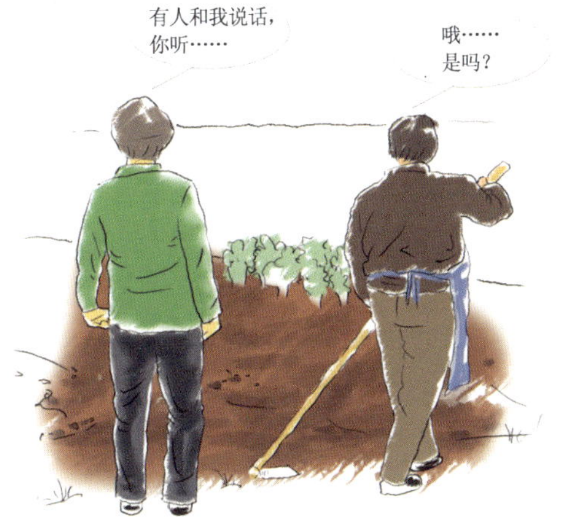

倾听和理解，不要反对和批评王强的奇怪想法。

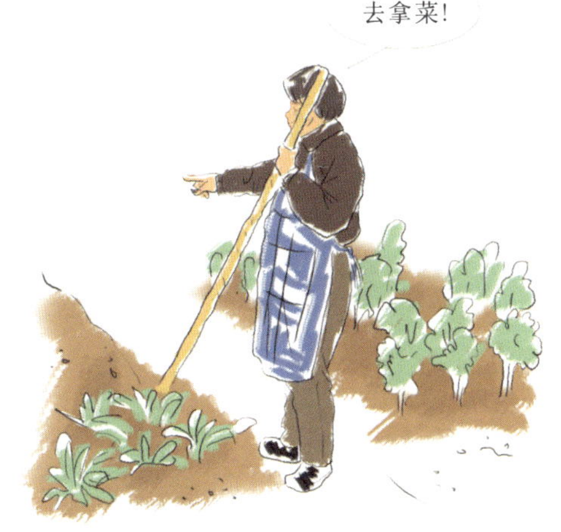

说话简单、易懂，给予时间让他反应。

预防复发与自杀

精神疾病有时是会复发的，如果早发现、早干预，就会减少或避免复发。复发前，王强除了不肯吃药，还有其他一些前兆：

◎ 失眠

◎ 忽视个人卫生

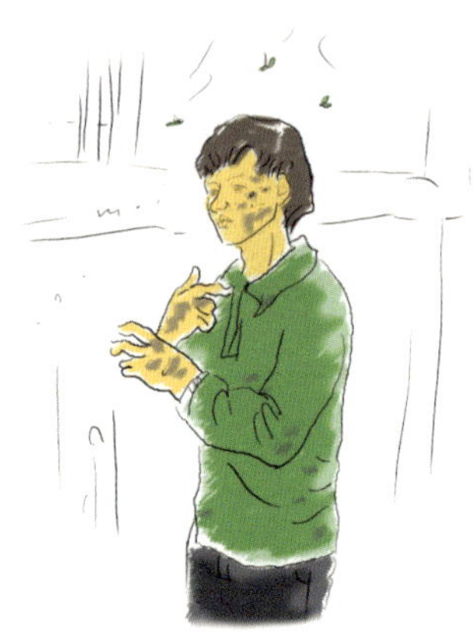

◎ 不与别人交流

◎ 急躁易怒

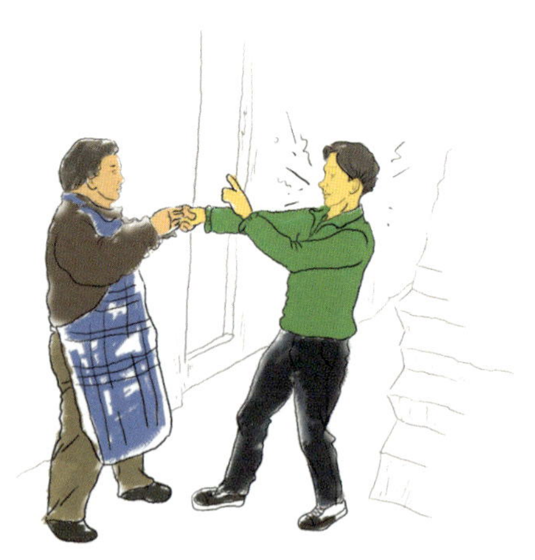

王强告诉我他也想过自杀，以前他经常听到有个声音骂他不是好人，叫他死掉算了；有时则是忍受不了疾病的折磨。

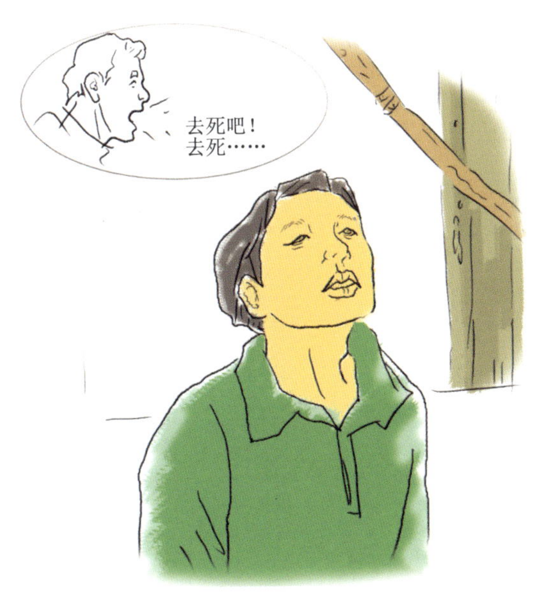

幻觉指令有时会让患者无法抗拒。

我对王强及他的家人交代了预防病情复发和防止自杀的方法，大家可以一起帮助王强，他也可以自己帮助自己。家里人天天都和他在一起，所以他们是最好的发现者。

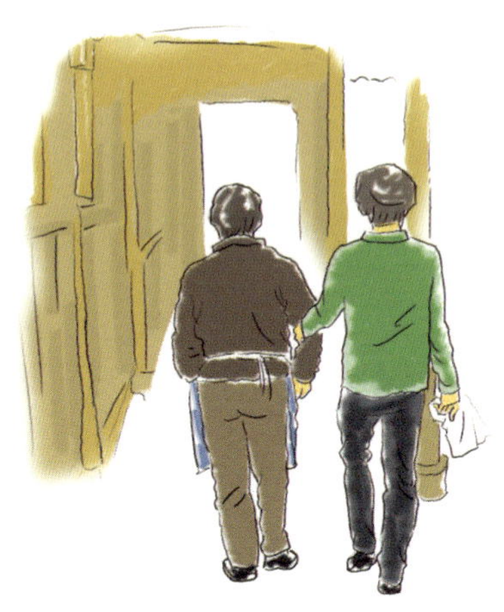

家人帮助观察行为变化。

我也和王强一起把他能想到的发病前兆写下来，以便及时帮助他。我们共同讨论了如果有复发征兆应该做些什么的问题，并把正确做法写在本子上。

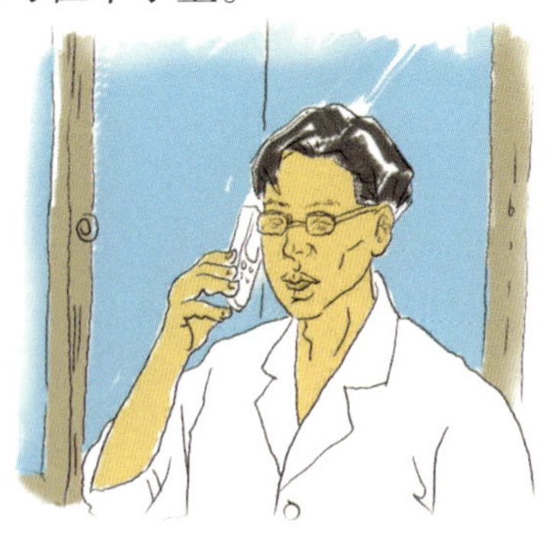

若有前兆，告知周围的亲人或者联系村医。

休闲爱好

王强平时就挺喜欢听戏唱歌，有时候还哼上两句。他说听戏唱歌的时候心情会好些，不再想着乱七八糟的事。村里一有戏班子来，他肯定去看。

王强这些日子胖了不少，为了防止肥胖，我鼓励他积极运动，刚好他喜欢到处看看走走，这就一举两得了。

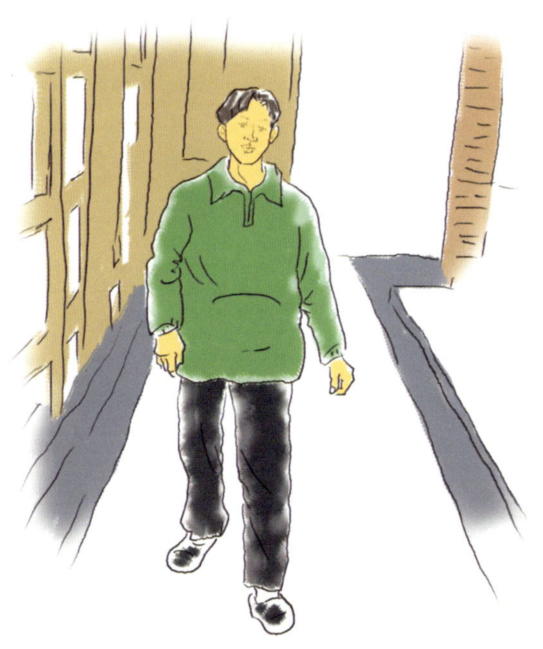

运动能使心情愉快，也达到了锻炼的效果。

职业康复

经过坚持不懈的努力，王强在生活能力上有了一定的改善，这对一家人来说意义重大。闲暇之余，王强也到地里给父亲凑个手，做些简单的活，尽管有时候不一定符合父亲的要求，也已经令老人家兴奋不已啦。

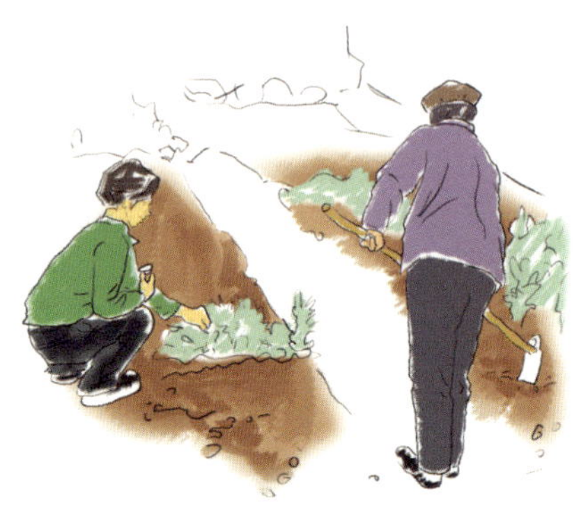

回归社会角色，重新参加劳动。

到了收获的时节，王强很顺从地跟着父亲去卖菜。他替父亲挑担、摆摊，分担了不少体力活。王强感觉自己也能为家里人做事赚钱了，自信心增强了不少。

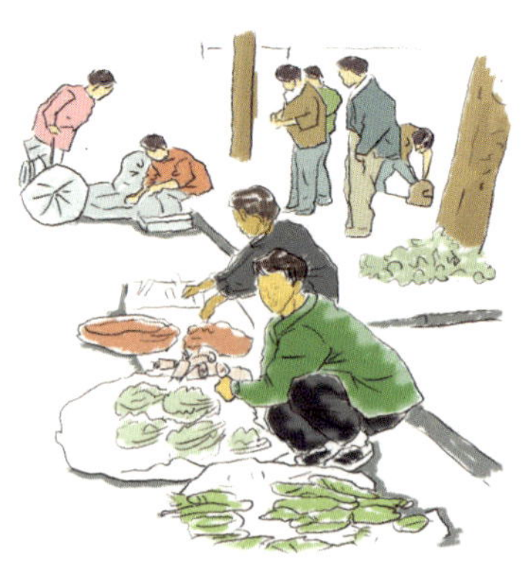

自我价值的体现，增强了自信心。

村里的康复协调员和王强谈了今后的打算，王强说他希望不要让父母太劳累了，希望自己管理自己，希望帮爸爸多种些菜，多卖些钱，给家里买一台电视机。

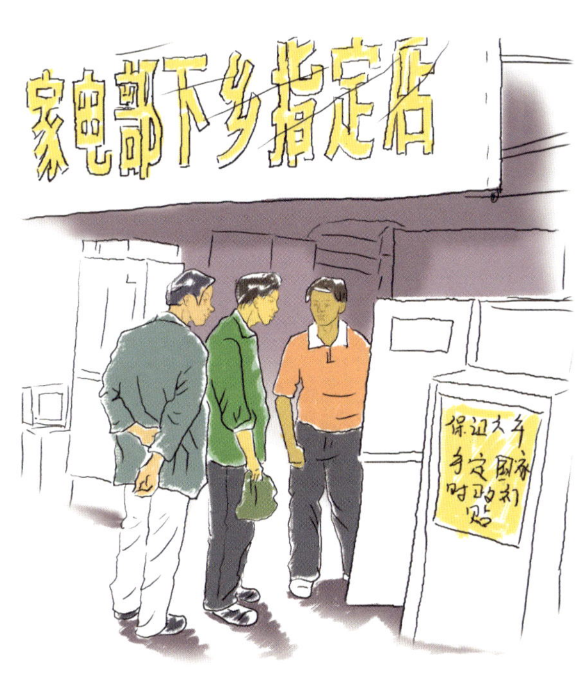

给家里买一台电视机是王强的目标。

利用社区专业资源

现在王强的病情稳定了，我也经常参加县里的培训，这样我就可以在村里的诊所为他进行常规复诊，他们也不用大老远跑医院了。

听说县里也在建一个康复中心，将来会给我们提供帮助。最近，我在学习《保护精神病患者和改善精神保健的原则》《重性精神疾病管理治疗工作规范》等文件，到时候可以把政策告诉大家。

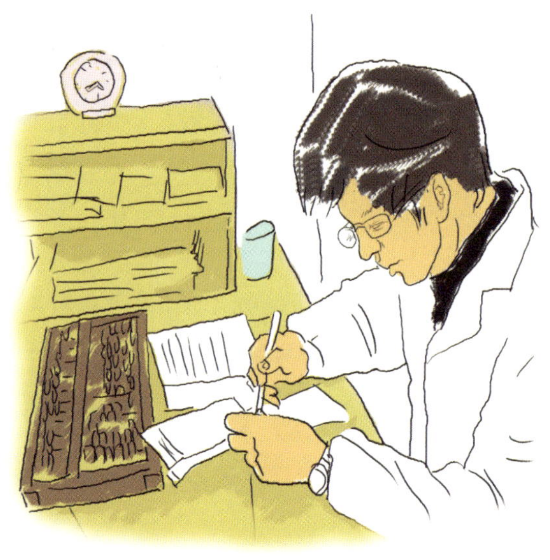

学习精神卫生健康知识，与国家政策同步。

现在的王强不需要我经常去看望了，他们一家人可以正确处理随时可能发生的问题，邻居们也都相处得融洽多了。再过七八天就轮到我给他做两个月一次的常规复诊啦！

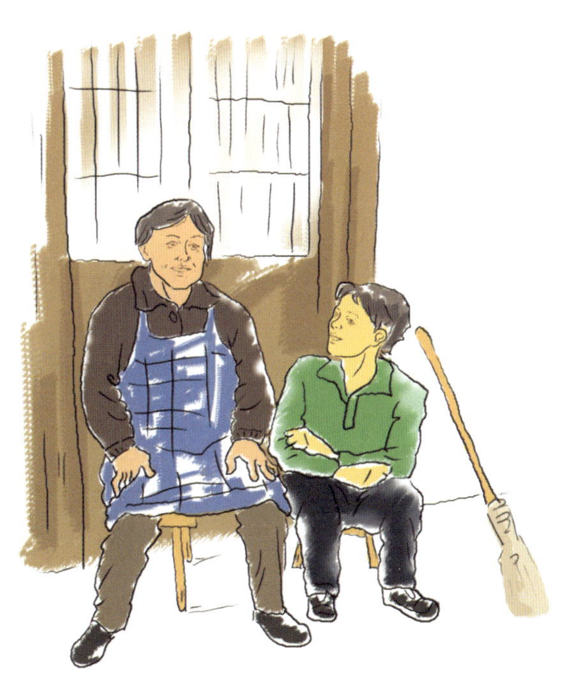

总结

1. 精神疾病和其他疾病都是健康出了问题，患者不应该遭受歧视。精神分裂症不是人格的分裂，而是思维和行为的混乱。

2. 精神病患者并非都有攻击行为，他们是社会的弱势群体，需要来自社区的帮助。

3. 迷信和关锁不能使患者得到救治，反而会延误治疗时机。一定要向专业人员求助。

4. 与患者和家属建立互信关系是社区康复的重要基础。应当鼓励和支持精神疾病患者及其家人，给予康复的希望，但不要做不切实际的承诺。

5. 坚持长期遵医嘱服药是控制症状的有效方法，自行断药会增大疾病复发率。

6. 疾病造成的某些功能缺失可以通过综合措施得到康复，但要和药物治疗同时进行。生活自理能力的康复训练需要患者和家人的共同努力，还需要社区医生的耐心指导。每一个患者的康复之路都各不相同，因此要个体化对待。

7. 精神疾病患者的家庭成员也面临很大的压力，需要社区给予多方面的支持。

8. 公共精神健康的宣传可以减低和消除公众对精神疾病患者的误解和歧视，并能帮助患者预防复发。

9. 积极关注政策法规，协助患者得到应有的权益保障。

0-6岁残疾儿童基本康复服务目录（2019年版）

残疾类别	服务对象	服务项目	服务内容
视力残疾	符合条件的有康复需求的0-6岁视力残疾儿童	康复医疗	纳入当地基本医疗保险支付范围的视力康复医疗项目。
		康复训练	视功能、定向行走、感知觉补偿训练。
		辅助器具	助视器、盲杖等基本型辅助器具适配及使用训练。
		支持性服务	家长康复知识培训及家庭康复训练指导、心理疏导、康复咨询等服务。
听力残疾	符合条件的有康复需求的0-6岁听力残疾儿童	康复医疗	1.人工耳蜗植入手术。 2.其他纳入当地基本医疗保险支付范围的听力康复医疗项目。
		康复训练	听觉言语康复训练。
		辅助器具	1.人工耳蜗适配及使用指导。 2.助听器适配及使用指导。 3.耳模、电池等助听器辅助材料。
		支持性服务	家长康复知识培训及家庭康复训练指导、心理疏导、康复咨询等服务。

0-6岁残疾儿童基本康复服务目录（2019年版）

残疾类别	服务对象	服务项目	服务内容
肢体残疾	符合条件的有康复需求的0-6岁肢体残疾儿童	康复医疗	1.先天性马蹄内翻足等足畸形、脑瘫导致严重痉挛、肌腱挛缩、关节畸形及脱位等矫治手术。 2.其他纳入当地基本医疗保险支付范围的肢体康复医疗项目。
		康复训练	粗大运动功能、精细运动功能、认知能力、语言能力、生活自理能力和社会适应能力等训练。
		辅助器具	假肢、矫形器、轮椅、助行器、坐姿椅、站立架等基本型辅助器具适配及使用训练。
		支持性服务	家长康复知识培训及家庭康复训练指导、心理疏导、康复咨询等服务。
智力残疾	符合条件的有康复需求的0-6岁智力残疾儿童	康复医疗	纳入当地基本医疗保险支付范围的智力康复医疗项目。
		康复训练	认知、生活自理和社会适应能力等训练。
		支持性服务	家长康复知识培训及家庭康复训练指导、心理疏导、康复咨询等服务。
孤独症	符合条件的有康复需求的0-6岁孤独症儿童	康复医疗	纳入当地基本医疗保险支付范围的孤独症康复医疗项目。
		康复训练	沟通和社交能力、生活自理能力、情绪和行为调控等训练。
		支持性服务	家长康复知识培训及家庭康复训练指导、心理疏导、康复咨询等服务。

7岁以上残疾儿童和成年残疾人基本康复服务目录（2019年版）

残疾类别	服务对象	服务项目	服务内容
视力残疾	符合条件的有康复需求的7岁以上视力残疾儿童和成年持证视力残疾人	康复医疗	纳入当地基本医疗保险支付范围的视力康复医疗项目。
		康复训练	定向行走、生活技能及社会适应能力等训练。
		辅助器具	盲杖、助视器等基本型辅助器具适配及使用训练。
		支持性服务	导盲随行外出、心理疏导、社会融合活动、康复知识讲座等服务。
听力残疾	符合条件的有康复需求的7岁以上听力残疾儿童和成年持证听力残疾人	康复医疗	纳入当地基本医疗保险支付范围的听力康复医疗项目。
		辅助器具	助听器适配及使用指导。
		支持性服务	康复指导、心理疏导、手语翻译等服务。
肢体残疾	符合条件的有康复需求的7岁以上肢体残疾儿童和成年持证肢体残疾人	康复医疗	纳入当地基本医疗保险支付范围的肢体康复医疗项目。
		康复训练	日常生活能力、体能、社会适应能力等训练。
		辅助器具	假肢、矫形器、轮椅、助行器、坐姿椅、站立架、生活自助具、护理器具等基本型辅助器具适配及使用训练。
		支持性服务	康复知识与实用训练方法培训、心理疏导、社会融合活动、生活自理和居家护理指导、日间照料等服务。

7岁以上残疾儿童和成年残疾人基本康复服务目录（2019年版）

残疾类别	服务对象	服务项目	服务内容
智力残疾	符合条件的有康复需求的7岁以上智力残疾儿童和成年持证智力残疾人	康复医疗	纳入当地基本医疗保险支付范围的智力康复医疗项目。
		康复训练	认知、日常生活能力、职业康复和社会适应能力等训练。
		支持性服务	康复知识培训、家庭康复指导、心理辅导、社会融合活动、生活自理和居家护理指导、日间照料等服务。
精神残疾	符合条件的有康复需求的7岁以上精神残疾儿童和成年持证精神残疾人	康复医疗	纳入当地基本医疗保险支付范围的精神康复医疗项目（含药物、住院治疗）。
		康复训练	沟通和社交能力、日常生活能力、情绪和行为调控、职业康复、工（农、娱）疗和社会适应能力等训练。
		支持性服务	康复知识培训、家庭康复指导、心理疏导、生活自理和居家护理指导、社会融合活动、日间照料、随访等服务。

后记

按照《残疾人精准康复服务行动计划实施办法》，中国残疾人联合会康复部委托中国康复科学所下设的中国残联社会服务指导中心编制《残疾人精准康复服务行动康复协调员工作手册》。

残疾人协调员长期工作在残疾人服务一线，经常要面对残疾人和家属的各种需求，但由于缺乏专业资源和知识，有时感到心有余而力不足，难以为残疾人提供适切的服务。考虑到残疾人协调员的实际情况，本手册根据多年基层残疾人工作的经验，用通俗易懂的方式选取在社区和家庭可以开展并且实用有效的方法用讲故事的形式娓娓道来，配以简洁明快的图片将以人为本，以社区为基础的康复理念融入其中，重视、鼓励和发挥残疾人的优势和潜能，倡导自我管理，推动改善环境与态度，促进残疾人与家庭和社会的参与和融合。

本手册10本一套，包括偏瘫康复、脊髓损伤康复、脑瘫康复、孤独症康复、盲人定向行走、低视力康复、智力障碍康复、精神残疾康复、语言障碍康复及慢性病的自我管理等，涵盖基层常见障碍类型。在编写过程中不仅组织相关专家多次座谈研讨，同时注重内容的实用性，多次征询基层残疾人工作者、残疾人及残疾人家属的意见，力求“愿意看、看得懂、学得会、可操作”。

本书编写形式是一个尝试，其效果还有待发行后进一步验证。期待能够成为基层残疾人工作者实用的“工具”，为精准康复服务的有效落实、促进残疾人自理自立添砖加瓦。

2020年7月

图书在版编目（CIP）数据

看社区故事学精神障碍康复 / 中国残疾人联合会康复部编. --北京：华夏出版社有限公司，2020.10（2021.1 重印）

（残疾人精准康复服务行动康复协调员工作手册）

ISBN 978-7-5222-0009-5

Ⅰ. ①看… Ⅱ. ①中… Ⅲ. ①精神障碍一康复训练 Ⅳ. ①R749.09

中国版本图书馆 CIP 数据核字(2020)第 167985 号